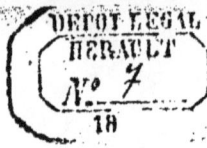

CONTRIBUTION A L'ÉTUDE

DES COMPLICATIONS PLEURO-PULMONAIRES

DES

CONTUSIONS DU THORAX

ET EN PARTICULIER DE LA

PNEUMONIE TRAUMATIQUE

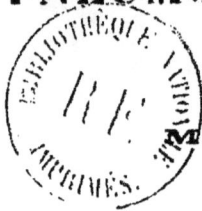

PAR

M. Léon PARLIER

DOCTEUR EN MÉDECINE

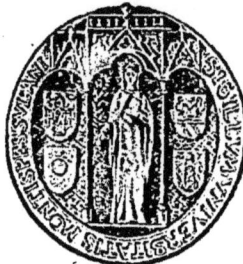

MONTPELLIER

IMPRIMERIE Gustave FIRMIN et MONTANE

—

1899

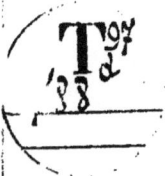

CONTRIBUTION A L'ÉTUDE

DES COMPLICATIONS PLEURO-PULMONAIRES

DES

CONTUSIONS DU THORAX

ET EN PARTICULIER DE LA

PNEUMONIE TRAUMATIQUE

PAR

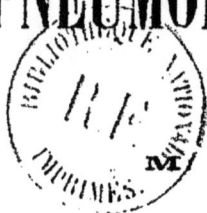

M. Léon PARLIER

DOCTEUR EN MÉDECINE

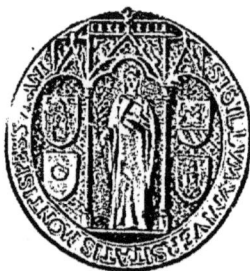

MONTPELLIER

IMPRIMERIE Gustave FIRMIN et MONTANE

—

1899

A LA MÉMOIRE DE MON PÈRE

A MES PARENTS

A MES AMIS

L. PARLIER.

AVANT-PROPOS

Arrivé au terme de nos études et sur le point d'aborder l'exercice de la médecine, nous nous faisons un respectueux devoir d'adresser aux Maîtres de cette Ecole l'expression de toute notre gratitude. Nous les remercions de leurs savantes et instructives leçons, de leurs excellents et précieux conseils.

Dans le nouvel avenir qui s'ouvre devant nous, tous nos efforts tendront à mettre à profit leur magistral enseignement.

Parmi ces Maîtres, il en est cependant à qui nous devons une mention toute spéciale, et dont nous ne saurions nous séparer sans leur exprimer notre vive reconnaissance. Il nous est agréable d'offrir l'hommage de notre profonde et sincère gratitude à M. le professeur Carrieu qui, durant toute notre scolarité, n'a jamais cessé de nous témoigner un sympathique et bienveillant intérêt. Nous n'oublierons pas que c'est auprès de ce Maître et sous sa haute direction, que s'est faite, en grande partie, notre instruction médicale pratique.

Nous remercions bien vivement M. le professeur Estor, ainsi que MM. les professeurs-agrégés Rauzier et de Rouville de l'intérêt tout particulier qu'ils ont bien voulu nous porter ;

à eux aussi nous devons beaucoup ; nous n'aurons garde de l'oublier.

Que M. le professeur Forgue, sous l'inspiration duquel nous avons écrit ce travail, veuille bien nous permettre de lui offrir l'hommage de notre reconnaissance pour l'honneur qu'il nous fait en acceptant la présidence de notre thèse.

Enfin, nous adressons tous nos remerciements à notre ami, M. le docteur Jeanbrau, chef de clinique chirurgicale, qui a bien voulu, avec son obligeance habituelle, nous aider de ses conseils dans la rédaction de notre sujet.

INTRODUCTION

Il nous a été donné d'observer, dans le service de M. le professeur Forgue, un malade atteint d'une double fracture de côtes, qui demeura treize jours sans la moindre complication et qui, à partir de ce moment, présenta les signes d'une pneumonie bâtarde siégeant dans le côté du thorax traumatisé. Cette pneumonie évolua rapidement vers l'infiltration purulente, et le malade succomba le dix-neuvième jour après l'accident. L'autopsie montra que la consolidation fragmentaire n'avait pas encore commencé, et qu'en outre des lésions d'une pneumonie suppurée il existait un hémothorax paraissant avoir eu son origine dans une déchirure par un fragment costal saillant du poumon congestionné.

L'observation qui est la base de notre travail et qu'on trouvera reproduite en tête de cette étude a été communiquée à la Société des sciences médicales, le 2 décembre 1898, par M. le docteur Jeanbrau, chef de clinique chirurgicale. Elle nous a paru intéressante au point de vue de la pathogénie de cette pneumonie traumatique et de cet hémothorax survenus tardivement, alors que le malade paraissait hors de tout danger. On sait, en effet, que ce sont là des complications presque toujours contemporaines de l'accident ou le suivent de très près, et que dans la très grande majorité des cas, pour ne pas dire toujours, la pneumonie traumatique aboutit à la guérison.

Il nous a paru à la fois utile et intéressant de signaler les accidents pleuro-pulmonaires généralement consécutifs aux contusions de la poitrine, de rechercher leur pathogénie et leur mode de terminaison.

Notre étude portera surtout sur la pneumonie traumatique.

Les travaux de Béhier et de Grisolle sont ceux où l'on trouve de cette affection la description la plus complète. Les lacunes qui y existent pourront être, en partie, comblées par les mémoires de Proust (1884) et de Jossic (1886). Ces derniers travaux, auxquels nous nous sommes largement adressé, nous permettront de retracer l'ensemble et la physionomie particulière de cette affection. Le plan que nous suivrons dans l'exposé de ce travail est le suivant :

Tout d'abord, nous rapportons l'observation clinique et nécropsique qui en est le point de départ.

Dans un premier chapitre, nous passerons rapidement en revue les caractères anatomiques et cliniques des contusions du thorax en général.

Un deuxième chapitre sera consacré aux complications immédiates des traumatismes thoraciques.

Le troisième, aux complications tardives, en particulier la pneumonie et l'hémothorax.

Dans les deux dernières parties, nous rappelons les symptômes, le diagnostic et le traitement que l'on peut opposer à ces accidents.

Enfin, suivront les conclusions qui nous ont paru se dégager de ce modeste travail.

CONTRIBUTION A L'ÉTUDE

DES

COMPLICATIONS PLEURO-PULMONAIRES

DES

CONTUSIONS DU THORAX

ET EN PARTICULIER

DE LA PNEUMONIE TRAUMATIQUE

OBSERVATION

Communiquée à la Société des Sciences médicales de Montpellier, séance du 2 décembre 1898, par M. le Dr Jeanbrau, chef de Clinique à la Faculté, et publiée dans le *Nouveau Montpellier-Médical*, nᵒ 51, du 18 décembre 1898.

Adrien F..., âgé de 50 ans, musicien ambulant, fortement artério-scléreux et atteint de bronchite chronique avec emphysème, entre dans le service de M. le professeur Forgue le 10 novembre, deux jours après être tombé de sa hauteur sur un monceau de bûches. Immédiatement après l'accident, le malade avait éprouvé une douleur très vive dans le côté droit, qui avait porté dans la chute, douleur accompagnée de gêne respiratoire sans toux, ni hémoptysie. La douleur persistant avec une intensité extrême, le malade entre à l'hôpital, et, *à l'examen,* on constata qu'il avait les 10ᵉ et 11ᵉ côtes droites fracturées à leur partie moyenne. Une douleur très vive à la pression localisée en un point limité, la crépitation, qu'il était facile de percevoir, affirmaient la nature de la lésion. Il n'existait pas d'ecchymose, ni d'emphysème sous-cutané du thorax ou du cou, et le malade expectorait seulement quelques mucosités bronchiques, et toussait un peu. A l'auscultation, on percevait seulement des râles ronflants et sibilants dans le thorax, également sonore partout ; l'examen stéthoscopique ne permit pas de reconnaître l'existence d'un pneumo ou d'un hémothorax. Comme symptômes fonctionnels, il existait seulement une dyspnée très intense, et une douleur très vive à chaque mouvement respiratoire On appliqua immédiatement au malade des ventouses sèches sur le thorax, que l'on immobilisa aussitôt dans un bandage de corps en diachylon. Une injection de morphine et une potion calmante firent cesser les douleurs très rapidement.

Le lendemain, le malade allait beaucoup mieux. La dyspnée avait considérablement diminué, la douleur était insignifiante et n'apparaissait qu'avec la toux. Les jours suivants, ce mieux persista. Le dixième jour après son entrée à l'hôpital, c'est-à-dire le douzième après l'accident, le malade paraissait hors de tout danger. La dyspnée avait disparu, le malade s'asseyait et se couchait dans son lit sans la moindre douleur. Les signes stéthoscopiques ne s'étaient pas aggravés : des râles de bronchite, plus marqués toutefois à la base droite, s'entendaient dans tout le thorax. Le malade se croyait guéri lorsque, vers le treizième jour, sans qu'il fut possible d'en expliquer la cause, la douleur thoracique reprit plus intense, la toux secoua le malade, et, sans frisson ni expectoration sanglante, la température monta à près de 40° pour descendre le lendemain matin à 39°. Les jours suivants, la courbe oscilla en dents de scie entre 39°5 et 38°, la dyspnée devint intense et l'état général du malade déclina rapidement ; à l'auscultation on perçut

— 11 —

d'abord une respiration très soufflante à droite sans qu'il fût possible de percevoir d'autres signes, à cause de la douleur vive que provoquait l'examen et du bandage de diachylon.

Bientôt le malade entra dans le subdélire, et, au bout de quelques jours, pendant lesquels on ne put le tirer de son affaissement, il succomba dans le collapsus sans avoir présenté d'hémoptysie ni même d'expectoration rouillée. Il y avait 19 jours que s'était produit l'accident.

Nécropsie. — La nécropsie fut pratiquée avec M. Delord, vingt heures après la mort. Par la bouche, s'écoulait, en une grande abondance, du pus jaunâtre, épais, sans le moindre filet de sang.

Toute la région postéro-latérale droite du thorax était le siège d'une ecchymose bleu-verdâtre, d'apparence récente ; par la palpation, on produisait très facilement la crépitation au niveau des deux côtes fracturées ; on ne percevait pas d'emphysème sous-cutané. Les artères intercostales, recherchées sur le plastron enlevé après l'examen de la cavité thoracique, étaient intactes.

A l'ouverture de la cage thoracique, la plèvre et le poumon *gauche* étaient absolument sains : il n'existait ni adhérences, ni stase de décubitus.

A *droite*, le poumon, non rétracté, occupait toute la cavité thoracique ; mais des adhérences intimes unissaient solidement les deux feuillets pleuraux ; en cherchant à les séparer dans la partie inférieure, on ouvrit une vaste cavité enkystée dans la plèvre contenant plus d'un demi-litre de sang encore liquide : des caillots adhérents à la paroi tapissaient la cavité et présentaient leur épaisseur maxima au voisinage de la fracture. En examinant cette région, on vit une solution de continuité sur le feuillet pariétal, qui semblait avoir été déchiré par un des fragments dentelés de l'arc costal, *dont la consolidation n'avait pas encore commencé.* En ce point, le feuillet viscéral était aussi déchiré, le parenchyme pulmonaire avait fait hernie et s'était intimement soudé à la paroi, obturant ainsi l'orifice pleural. Il y avait donc déchirure des deux feuillets pleuraux et hémothorax par lésion du poumon au niveau de la fracture costale.

Le poumon, enlevé hors du thorax, était sain dans son lobe supérieur; son lobe inférieur, compact en totalité, était le siège d'une congestion passive intense, mais la lésion intéressante occupait le lobe moyen complètement infiltré de pus collecté à sa partie centrale dans une cavité communiquant avec une ramification bronchique : en pressant à son niveau, le pus s'écoulait, en effet, par la bronche droite.

Les autres organes ne présentaient pas de lésions macroscopiquement reconnaissables.

En résumé, il s'agissait d'un individu atteint d'une fracture simple des dixième et onzième côtes droites, sans complication thoracique primitive, dont les suites avaient été absolument bénignes jusqu'au treizième jour, et qui, à partir de ce moment, présenta les signes d'une pneumonie bâtarde qui entraîna sa mort.

L'autopsie démontra d'abord l'absence complète de toute consolidation fragmentaire; ensuite, l'existence d'un hémothorax, non reconnu durant sa vie, et enfin d'une infiltration purulente du poumon droit.

CHAPITRE PREMIER

DES CONTUSIONS DU THORAX EN GÉNÉRAL

Avant d'étudier les diverses complications qui peuvent survenir à la suite des traumatismes thoraciques, nous devons exposer rapidement les lésions et les symptômes propres aux contusions de la poitrine et aux fractures de côtes. Nous laisserons de côté les plaies par instruments tranchants, contondants, ou par armes à feu, pour nous borner seulement aux contusions proprement dites, sans solution de continuité de la paroi.

Les contusions du thorax sont très fréquentes, surtout dans les milieux ouvriers. Les éboulements, les chutes sous les roues de voiture, les tamponnements entre deux wagons, les chocs par volants de machine, en sont la cause la plus habituelle ; le plus souvent, il n'y a pas seulement contusion limitée à la poitrine, mais bien des lésions étendues à d'autres régions : la contusion thoracique, en elle-même, passe alors au second plan. Mais les chutes simples d'un lieu peu élevé, les chocs directs par coups de bâton ou par coups de poing, par exemple, en sont très souvent responsables. Une chute à la surface de l'eau peut produire le même effet, et souvent, des matelots tombant à la mer du haut d'une vergue, se contusionnent violemment le thorax.

Quel que soit, d'ailleurs, le mode de production, il est deux

sortes de contusions : la *contusion superficielle*, limitée aux parois
du thorax, et la *contusion profonde,* dans laquelle les viscères
contenus dans la poitrine sont plus ou moins lésés.

A) CONTUSION SUPERFICIELLE. — La contusion superficielle
de la poitrine mérite à peine de nous arrêter. On retrouve
ici les lésions de la contusion telle qu'on les observe partout.
Elle se traduit habituellement par une douleur plus ou moins
vive au niveau du point contus, douleur qui augmente par la
pression et les mouvements du thorax. Du fait de cette douleur il existe une dyspnée plus ou moins intense. La partie
atteinte présente une ecchymose à apparition rapide, mais
ne s'étendant pas comme celle qui est liée à une fracture. Il
n'existe généralement pas de complication du côté de l'appareil
pleuro-pulmonaire.

Cependant, on peut observer quelquefois, et cela dans le
premier moment, en dehors de toute lésion appréciable soit du
côté des parties profondes, soit même dans la paroi, certains
accidents groupés par Meola Felice sous le nom de *commotion*
thoracique, se traduisant par un véritable collapsus avec tendance à la syncope, par de la pâleur du visage et l'affaiblissement du pouls.

La symptomatologie, le diagnostic et le traitement des
contusions superficielles du thorax ne comportent aucune
indication particulière ; aussi bien ne nous y arrêterons-
nous pas.

B) CONTUSION PROFONDE. — On sait que les organes contenus
dans les diverses cavités du corps peuvent subir, à travers
les parois de ces cavités, des violences plus ou moins considérables. Dans la cavité thoracique, aucun organe n'échappe
aux lésions de la contusion ; le poumon et la plèvre sont cependant le plus souvent atteints.

Anatomie pathologique. — Jobert (de Lamballe) admet trois degrés dans la contusion du poumon :

a) Dans le premier, le poumon présenterait seulement un piqueté hémorragique sous-pleural, résultant de la rupture de quelques petits vaisseaux, sans que le tissu soit réellement déchiré ;

b) Dans le second degré, il existerait, au-dessous d'une plèvre saine, de petits foyers sanguins résultant de petites ruptures du tissu pulmonaire intéressant les alvéoles et les bronches de petit calibre avec les vaisseaux correspondants ;

c) A un troisième degré correspondraient les déchirures étendues du poumon, entamant souvent la plèvre sur une assez grande longueur, ouvrant des bronches volumineuses et des vaisseaux importants; dans ce cas, le poumon est creusé de vastes foyers sanguins.

Les altérations caractéristiques du premier et du second degré ne sont pas susceptibles d'entraîner la mort par elles-mêmes; si le blessé succombe, c'est ordinairement du fait d'une lésion inflammatoire secondaire dont l'évolution est plus ou moins rapide.

Quand un blessé succombe rapidement, on peut se trouver en présence des lésions les plus graves : on observe tantôt de véritables déchirures du tissu pulmonaire, la solution de continuité pouvant intéresser une partie ou toute l'épaisseur d'un lobe, tout en respectant la plèvre ; tantôt la séreuse pulmonaire est elle-même largement déchirée. Ces solutions de continuité se trouvent dans toutes les parties du poumon : lobe supérieur, lobe moyen et lobe inférieur.

Disons dès à présent, qu'à côté de la lésion de la plèvre et du poumon, le squelette du thorax est tantôt intact, tantôt plus ou moins profondément atteint.

L'étude des complications immédiates et tardives des contusions ayant porté sur l'appareil pleuro-pulmonaire fera l'objet des chapitres II et III.

Mécanisme. — Le mécanisme des diverses lésions que nous venons de signaler n'est pas toujours facile à établir ; il ne saurait, en effet, être question ici, de ces contre-coups qui expliquent si bien les contusions encéphaliques. Pendant long-temps, d'ailleurs, la contusion du poumon a totalement passé inaperçue ; on la considérait comme un accident des fractures de côtes. Pour les anciens observateurs, qui se refusaient à comprendre qu'un organe dépressible comme le poumon puisse, malgré sa souplesse et son élasticité, être contusionné et déchiré, la contusion était due à l'action directe des frag-ments costaux enfoncés dans la poitrine.

Morgagni, le premier, a fait disparaître cette interpré-tation fausse, en constatant, chez un enfant renversé par une voiture et mort sur le coup, que des déchirures du poumon pouvaient exister sans fracture de côtes. Rouppe, en 1764, rapporte deux cas de ce genre. Petit en 1836, et Saussier en 1841, citent, le premier une observation de pleurésie puru-lente, le second une déchirure du poumon à la suite de con-tusion du thorax sans fracture de côte. En 1846, Gosselin publie dans les Mémoires de la Société de chirurgie un travail où il établit nettement les symptômes et le mécanisme de cette lésion. Plus près de nos jours et successivement Bailly, Morel-Lavallée, Grisolle, Courtois, Bouilly et Proust ont apporté à cette interprétation un nouveau contingent de matériaux. Il reste donc bien établi que l'action des corps contondants sur les parties profondes s'exerce parfois sans que la paroi thoracique subisse la moindre lésion. Il importe de ne pas oublier le rôle joué par l'élasticité de la cage thoracique, en particulier chez l'enfant.

L'explication de Gosselin, bien que discutée, est généralement acceptée encore de nos jours. Il émet, avec beaucoup de justesse, d'ailleurs, que pour produire une contusion, une déchirure du poumon, il faut deux facteurs : un choc et un point d'appui, et que ce dernier réside dans le poumon rempli d'air. Gosselin suppose donc qu'au moment même de la violence extérieure, par un mouvement instinctif, le blessé, après une forte inspiration, opère la fermeture de la glotte, produisant ainsi un phénomène analogue à celui de l'effort. Dans ces conditions, le poumon se tend et offre un point d'appui solide au corps contondant qui presse sur lui à travers la paroi thoracique.

Dans le *Traité de chirurgie* de Duplay et Reclus, M. Peyrot, tout en accordant un assez grand crédit à la théorie de Gosselin, donne une explication tout autre : il considère que par toute sa surface externe, le poumon adhère en vertu du vide pleural à la paroi thoracique ; si donc, on enfonce sur un point la paroi thoracique avec la plèvre pariétale, puis la plèvre viscérale et la surface pulmonaire, le reste du poumon, maintenu par son adhérence naturelle à la paroi, ne suit pas le mouvement ; on redresse une partie peu étendue de l'organe, on la distend, on peut la déchirer.

Quoi qu'il en soit, le mécanisme des contusions pulmonaires est toujours le même, que les arcs costaux soient lésés ou non. Il y a exception pour les cas où les fragments costaux enfoncés agissent comme des corps piquants et tranchants ; il s'agit alors d'une véritable blessure.

Symptomatologie et diagnostic. — Toute contusion du poumon se traduit par des signes fonctionnels et physiques dont l'intensité très variable est en rapport, non avec le degré de la cause vulnérante, mais avec l'étendue de la lésion.

Si la contusion est légère, le blessé éprouve une douleur au point contus ; il y a de la dyspnée, souvent expectoration

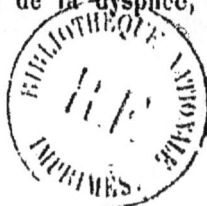

2

sanguine, en général peu abondante. Il existe au niveau de la lésion de la submatité avec absence de murmure vésiculaire.

Dans la forme grave, les symptômes s'accentuent davantage ; s'il existe une déchirure étendue du poumon, le blessé reste, après le choc, dans un état de collapsus marqué : face pâle, extrémités froides, pouls fréquent, le plus souvent petit et dépressible ; la parole est brève et saccadée, la respiration courte et gênée. Il se produit une hémoptysie abondante.

L'emphysème débute généralement par la base du cou et s'étend plus ou moins loin. La matité est franche ; si cependant une déchirure de la plèvre a permis la formation d'un pneumothorax, on trouve, à la percussion, une résonnance tympanique des plus marquées avec absence de murmure vésiculaire, souffle amphorique, quelquefois tintement métallique. Le pneumothorax peut manquer, lorsque, par exemple, la déchirure est centrale ; on trouve alors des signes cavitaires : souffle caverneux, gargouillement. On peut également constater l'existence d'un hémothorax dont les symptômes sont tout aussi caractéristiques : les vibrations thoraciques ont complètement disparu, la poitrine, de ce côté, offre une ampliation marquée plus apparente que réelle et dépendant surtout de l'absence de retrait de la paroi pendant l'expiration. Il convient d'ajouter encore à ces signes une diminution très notable de la force expiratrice avec faiblesse de la voix et de la toux.

C) Fractures de côtes et du sternum. — Aux diverses lésions du poumon et des plèvres que nous venons de passer rapidement en revue, peuvent se surajouter des solutions de continuité du squelette thoracique, et l'on peut voir des fractures de côtes, du sternum et des cartilages costaux aggraver la lésion viscérale. Plus souvent encore, lorsque la cause a été moins traumatisante, il existe seulement une fracture de côte. Il convient donc de réunir, dans la même étude, ces trois genres de lésions artificiellement séparées par les classiques.

Les *fractures de côtes* comptent, en effet, quoi qu'en ait dit Boyer, parmi les lésions les plus banales que produisent les violences et les pressions thoraciques. Elles sont très fréquentes, ainsi que le démontrent les grands relevés statistiques de Malgaigne et des hôpitaux de Londres. Sur 2,358 cas de fractures relevés par Malgaigne dans son service de l'Hôtel-Dieu de Paris, cet auteur a trouvé 263 fractures de côtes. M. Peyrot, parmi les malades traités à Lariboisière, trouve une fracture de côte sur dix des autres os. Il est même à remarquer que les chiffres que nous, donnons, basés uniquement sur des statistiques d'hôpital, sont inférieurs à la réalité, car beaucoup de malades ne se font pas hospitaliser, et rentrent chez eux après s'être fait placer un bandage de corps dans une salle de garde.

Les côtes et leurs cartilages possèdent dans la jeunesse une extrême souplesse. L'élasticité de la cage thoracique a été signalée par A. Paré, qui cite le cas d'un enfant de 28 mois, sur la poitrine duquel les roues d'un carrosse contenant cinq gentilshommes passèrent sans déterminer aucune fracture. Depuis, Weisserer a montré que jusqu'à l'âge de 25 ans, le sternum pouvait être amené sans fracture de côtes, au contact de la colonne vertébrale. Cette élasticité décroît par les progrès de l'ossification d'abord, puis, par suite de la raréfaction physiologique en tissu osseux ; cette dernière est souvent poussée à un point tel chez les vieillards que les côtes se brisent sous le moindre effort. Tout ceci nous explique pourquoi les fractures de côtes, à peu près inconnues avant 15 ans, rares jusqu'à 20 et même jusqu'à 30, deviennent surtout communes de 40 à 60.

Causes. — On les divise en causes *prédisposantes* et en causes *occasionnelles*.

Ont été considérées comme prédisposantes, certaines maladies du système nerveux telles que l'ataxie locomotrice, des maladies générales, la grossesse, la maigreur même.

Les causes occasionnelles doivent être rangées en deux catégories : les *traumatismes* et l'*action musculaire*. Les traumatismes sont des coups, des pressions supportées dans un éboulement, des tamponnements, des chocs résultant souvent des chutes sur des objets durs ; notre cas en est un exemple : le malade est tombé de sa hauteur sur un tas de bois ; mais il est bon de faire observer ici qu'il avait 50 ans, âge auquel les fractures de côtes deviennent surtout communes, et qu'il était, de plus, fortement artério-scléreux. Ses os étaient déjà en partie raréfiés et prédisposés aux fractures.

Les fractures par action musculaire se produisent dans les efforts, dans l'éternuement, mais surtout pendant un violent accès de toux. Elles s'observent rarement : Malgaigne en a trouvé 8 cas, Paulet en a rapporté 6, Mazeillé en a rassemblé 24.

Mécanisme. — Les fractures de côtes se divisent en *fractures directes* et *fractures indirectes*.

Les fractures directes se produisent au point d'application de la force, le plus souvent vers la partie moyenne de la côte. Elles résultent d'un redressement de la courbure costale, et les fragments sont dirigés vers l'intérieur de la cage thoracique.

Les fractures indirectes, au contraire, sont le résultat d'une exagération de la courbure costale ; les fragments sont dirigés vers l'extérieur.

Le mécanisme des fractures par action musculaire n'est pas parfaitement établi ; la part principale doit, cependant, revenir à l'arrachement. C'est presque toujours à gauche que s'observent les fractures de cause musculaire, ainsi que Malgaigne l'avait remarqué ; on ne connaît pas la raison de cette prédilection.

Anatomie pathologique. — Les fractures de cause traumatique siègent le plus souvent sur une des côtes moyennes : 4e, 5e, 6e et 7e. Elles sont *incomplètes* ou *complètes*. Les fractures incomplètes sont des fissures plus ou moins étendues, rectilignes ou angulaires, des fêlures de l'une des tables avec conservation de l'autre.

Les fractures complètes sont de beaucoup les plus communes.

Tantôt leur cassure est nette, presque perpendiculaire à l'axe de la côte, tantôt, et c'est le cas le plus fréquent, elles sont obliques, dentelées, à fragments plus ou moins engrenés, ou taillées en pointe.

Unique dans le plus grand nombre des cas, la fracture est multiple le plus souvent dans les grands accidents ; on observe alors, soit plusieurs fragments sur une même côte, soit la fracture de plusieurs côtes d'un seul côté ou même des deux.

Le déplacement est rare ou très peu marqué dans la fracture unique.

Rapportant ces quelques considérations générales à notre cas particulier, nous remarquons tout d'abord que la fracture (complète) des 10e et 11e côtes constitue presque une exception, les dernières côtes étant, en effet, plus mobiles sur le sternum et moins accessibles à cause de l'obliquité du bord inférieur de la cage thoracique. D'un autre côté, les fragments dentelés, taillés en pointe très aiguë, n'offraient pas de déplacement apparent, mais présentaient une mobilité extrême ; cette mobilité était accrue par le fait que la solution de continuité avait intéressé deux arcs costaux.

Chez les personnes âgées, dont les os sont en voie de raréfaction, il n'y a pas de consolidation ou la consolidation se fait tardivement. Chez notre malade, il n'y avait pas trace, au 19e jour, d'un début de réunion fragmentaire. Les fragments jouaient les uns sur les autres comme si la fracture venait de se produire ; il y avait donc là une menace permanente de déchirure de la plèvre et du poumon.

Symptômes et diagnostic. — Il existe deux symptômes fonctionnels importants : la *douleur* et la *gêne respiratoire*. La douleur siège au point lésé et s'exaspère dans les mouvements du malade.

Signes physiques. — Il n'existe généralement pas de *déformation* ; la *mobilité anormale* manque aussi le plus souvent ; il faut donc s'attacher à produire et à reconnaître la *crépitation osseuse*. Chez certains blessés, l'observation de ce phénomène présente quelque difficulté : l'application de la main ou de l'oreille sur le thorax pendant un effort de toux, permettra généralement de le sentir.

Les fractures du sternum sont loin d'être communes car, d'après Malgaigne, dans un espace de onze ans, on n'en aurait observé qu'un seul cas à l'Hôtel-Dieu. Il est tout de même nécessaire de les signaler car, lorsqu'elles se produisent, elles sont susceptibles de donner lieu à des complications pleuropulmonaires, au même titre que les fractures de côtes.

En résumé, les contusions thoraciques se réduisent à des lésions superficielles, à des lésions viscérales, à des fractures de côtes ou du sternum. Leurs symptômes propres vont de la simple ecchymose des parties molles à l'hémo-pneumothorax, qui peut être mortel d'emblée. Mais quand ce dernier ne se produit pas, la cause vulnérante n'ayant pas été suffisante, ce qui est le cas habituel, le malade n'est cependant pas hors de danger : *il est menacé par des complications qui, suivant la date de leur apparition, peuvent être classées en complications immédiates et en complications tardives.*

CHAPITRE II

COMPLICATIONS IMMÉDIATES

Les symptômes que nous venons d'exposer peuvent présenter des degrés très variables et être si légers que, dans certains cas, le diagnostic de la lésion ne peut être affirmé jusqu'au moment où des complications surviennent. Celles-ci, en effet, peuvent se produire à la suite de contusions en apparence les plus bénignes, après des fractures de côtes qui paraissaient devoir aboutir silencieusement à la guérison.

Elles font la véritable gravité des traumatismes thoraciques et en assombrissent considérablement le pronostic, même à échéance relativement éloignée. Bien que ces complications soient le plus souvent sous la dépendance immédiate du traumatisme, elles surviennent quelquefois tardivement, au moment où l'évolution de la lésion semblait garantir une guérison complète.

Mais, qu'elles soient immédiates ou tardives, toutes les complications des traumatismes thoraciques peuvent se classer en deux groupes :

1° Les *complications mécaniques* telles que l'emphysème sous-cutané et intra-médiastinal, le pneumothorax et l'hémothorax. L'hémothorax associé le plus souvent au pneumothorax constitue ici le plus grave accident ;

2° Les *complications infectieuses*, qui sont : la pleurésie traumatique, la pneumonie et la broncho-pneumonie traumatiques,

la gangrène pulmonaire, la tuberculose. De plus, s'il existe
déjà un hémothorax, celui-ci peut s'infecter et donner lieu à
un pyo-hémothorax. De ces divers accidents, le pneumonie
traumatique est de beaucoup le plus fréquent et le plus important à étudier au point de vue pathogénique, anatomique et
clinique. C'est donc à la pneumonie traumatique que nous
accorderons le plus long développement.

COMPLICATIONS MÉCANIQUES

1° *Emphysème sous-cutané.* — L'emphysème sous-cutané
nous paraît être le plus commun parmi les accidents mécaniques consécutifs aux contusions thoraciques ; il est leur suite
immédiate la plus habituelle. On le constate généralement au
bout d'un temps assez court, quelques heures ou même quelques minutes après l'accident. Il peut avoir deux origines diffé-
rentes : l'air épanché dans la cavité pleurale ou celui qui se
trouve versé dans un simple foyer de contusion pulmonaire
sans communication avec la plèvre. Dans ce dernier cas, le
gaz s'infiltre le long des bronches, passe dans le médiastin et
vient apparaître à la base du cou. Dans le premier, l'emphysème apparaît en un point quelconque de la paroi thoracique,
où il arrive par l'intermédiaire d'un foyer de fracture de côte,
mais l'existence de celle-ci est évidemment indispensable. En
l'absence de fracture, l'air épanché dans la cavité pleurale se
comporterait comme celui qui se trouve contenu dans un foyer
pulmonaire : il donnerait lieu à de l'emphysème du médiastin
et viendrait apparaître à la base du cou.

L'emphysème dû au traumatisme est généralement bénin et
sans grande importance, la résorption de l'air épanché se fai-
sant avec une plus ou moins grande rapidité. Cependant,

s'il est considérable, on comprend qu'il puisse, par la difficulté qu'il apporte à l'hématose, devenir cause d'accidents graves, surtout lorsqu'à son étendue vient se joindre une inflammation pleuro-pulmonaire.

2° *Pneumothorax*. — Le pneumothorax est dû à la perforation de la plèvre pariétale ou viscérale et à l'irruption de l'air dans sa cavité. Cette perforation est due à des fractu   ʰⁱ côtes avec déchirure du poumon. Il pourrait être cⁿᵉ duit par le fait de la décomposition putride des liqⁱ raux et cela sans que la surface de la séreuse prᵉ moindre solution de continuité.

La brusque irruption de l'air dans la plèvre, à la suite d'un traumatisme, donne lieu immédiatement à de la douleur et à de la dyspnée accompagnées d'un sentiment d'angoisse extrême par l'insuffisance consécutive et instantanée de l'hémostase.

La gêne respiratoire ne disparaît que lentement à mesure que l'ouverture qui a donné naissance au pneumothorax s'oblitère et que l'épanchement gazeux se résorbe. La douleur, au contraire, s'atténue assez rapidement ; le côté atteint reste complètement immobile.

La mort peut survenir par asphyxie aiguë ; mais la guérison est la règle.

3° *Hémothorax*. — Le sang peut s'épancher dans les plèvres à la suite de la blessure des parois thoraciques, du poumon ou d'un gros vaisseau de la cavité pectorale ; sa quantité peut varier de quelques grammes à 2 et même 3 litres.

Dès son arrivée dans la plèvre, le sang se coagule ; plus tard, il se fluidifie et il ne tarde pas à se décomposer.

Les signes de l'hémothorax sont rationnels et physiques.

Les signes rationnels sont une dyspnée intense et proportionnée à la quantité de sang accumulé dans les plèvres. En même temps, le malade est pâle, froid, couvert d'une sueur visqueuse, il éprouve des éblouissements, des vertiges et peut tomber en syncope.

Les signes physiques ont encore plus d'importance : du côté correspondant à l'épanchement, le thorax est dilaté, immobile, le son est mat et à l'auscultation on n'entend aucun son, même physiologique.

Le plus souvent, il est associé à un pneumothorax, il y a alors formation d'un hémo-pneumothorax ; on observe, dans ce cas, de la matité dans les points déclives, et au-dessus, une sonorité tympanique.

D'ordinaire, le malade succombe emporté par le pneumothorax ou l'intoxication putride, surtout s'il existe une plaie aux téguments.

COMPLICATIONS INFECTIEUSES

Pleurésie traumatique

La pleurésie est une complication fréquente des contusions du thorax. Il n'est pas facile d'en expliquer le mode de production. Suivant le cas, il existe de la pleurite sèche limitée à une zone circonscrite entourant le point frappé, ou une véritable pleurésie séreuse avec épanchement considérable. Dans notre cas, un processus de pleurite sèche étendue à tout le côté droit avait soudé les deux feuillets viscéral et pariétal de la séreuse.

Si l'épanchement est considérable et traduit sa présence par une matité étendue, le silence respiratoire, le souffle, de la dyspnée, la thoracentèse s'impose pour remédier à des accidents de suffocation, et c'est avec les plus grandes précautions d'asepsie qu'on ponctionnera le thorax pour ne pas provoquer des infections secondaires dans une région mise par le traumatisme en état de moindre résistance.

Peyrot a examiné le liquide retiré, par l'aspiration, de la plèvre chez un malade atteint de pleurésie traumatique : l'ensemencement fut négatif. Mais, les recherches de Chauffard, publiées dans la *Semaine Médicale* du 26 février 1896 et la thèse d'Herbert (Paris, 1896), semblent prouver, que l'inflammation de la plèvre est ici, comme dans la plupart des pleurésies en apparence primitives, de nature tuberculeuse. Depuis, Landouzy et Le Damany (thèse de Paris, 1897) ont montré qu'il en était toujours ainsi et que lorsqu'on injectait suffisamment de liquide pleurétique dans la cavité péritonéale d'un cobaye, il devenait fatalement tuberculeux. Il faut donc admettre que dans les cas où une pleurésie complique un traumatisme du thorax, celui-ci n'a été qu'une cause purement occasionnelle.

Pneumonie traumatique

L'existence d'une pneumonie que l'on peut qualifier de traumatique n'est pas douteuse, car, d'après A. Petit « le début, en plein état de santé, si nettement consécutif à la contusion thoracique, la localisation des lésions dans la région correspondante au traumatisme, la nature même de ces lésions, l'intégrité complète de l'autre poumon, ne permettent pas un autre diagnostic ». Mais la pneumonie n'est que rarement une complication des traumatismes de la poitrine si l'on tient compte de l'extrême fréquence de ces derniers. Telle était l'opinion de Grisolle, confirmée depuis par un certain nombre d'observateurs. Litten, dans un mémoire présenté à la Société médicale de Berlin et publié en 1882, signale le degré de fréquence de la pneumonie traumatique par rapport à la pneumonie franche : sur 320 cas de pneumonie, observés chez l'homme pendant six ans, il n'a noté que 14 cas de pneumonie traumatique, soit 4,4 0/0. Suivant M. Proust, de toutes les variétés de traumatismes, c'est la contusion pulmonaire qui est, le plus souvent, suivie de pneumonie. D'après le même auteur, c'est surtout depuis le mémoire de Gosselin que la contusion du poumon et ses complications ont été surtout connues. Quant à la pneumonie consécutive aux contusions du thorax, elle était connue depuis longtemps : Morgagni en cite un cas. Portal, *Anatomie Médicale*, dit aussi : « Les coups violents sur la poitrine, les compressions fortes, ainsi que les chutes sur cette partie, ont souvent donné lieu à une inflammation des poumons ». Boyer (*Traité des maladies chirurgicales*, 1831), est également de cet avis. Lerminier et Andral citent un cas de pneumonie suite de contusion : « La pleuropneumonie, dit Andral, peut être, quelquefois, le résultat d'une violence extérieure exercée sur les parois thoraciques ». Grisolle, range dans le même cas les pneumonies consécutives à une lésion du thorax ou à une déchirure du poumon : « Une pneumonie, dit-il, peut être la conséquence d'une lésion du thorax, ces pneumonies doivent être la suite d'une attrition, d'une déchirure pulmonaire ».

Enfin, M. le professeur Duplay signale la pneumonie comme étant la plus fréquente de toutes les complications à la suite d'une contusion ou déchirure du poumon. Dans les contusions légères du poumon, elle est parfois, dit-il, le seul signe de la lésion.

En général, il faut plus qu'une contusion légère pour déterminer une pneumonie. En dehors de la violence, il faut encore l'étendue, et c'est surtout ce dernier caractère du traumatisme qui est important. Nous ne voulons pas dire cependant que la pneumonie n'apparaîtra qu'à la suite d'une contusion ayant intéressé une portion notable du poumon, il y a là une question de degré : une contusion légère, par exemple, ne donnera lieu qu'à un point limité de pleuro-pneumonie, tandis qu'une contusion plus forte, suivant son degré de violence et d'étendue, peut déterminer depuis la pleuro-pneumonie ordinaire, jusqu'à la destruction totale d'une partie du poumon.

Suivant M. Proust, dans les cas de fractures de côtes, si ceux-ci s'accompagnent de pneumonie, c'est qu'il y a en même temps, *une contusion;* d'après cet auteur, c'est *toujours* à la contusion et non au traumatisme, qui lui est étranger, qu'il faut rattacher les accidents pleuro-pulmonaires consécutifs. Nous ne saurions adopter entièrement la manière de voir de M. Proust, qui nous paraît trop exclusive. Nous reconnaissons l'importance du rôle des traumatismes en général, et des fractures de côtes en particulier dans la pathogénie de la pneumonie. Tous les auteurs s'accordent d'ailleurs, à reconnaître que la pneumonie peut venir compliquer ces fractures; mais elle ne les complique pas nécessairement, pas plus qu'elle ne complique toujours les contusions. M. Proust rapporte un cas, qu'il donne comme concluant; c'est celui d'un enfant qui présentait à la fois une contusion du poumon en un point et une fracture de côte ailleurs; la pneumonie avait débuté non au niveau de la fracture, mais bien, en arrière, au niveau du point contus. Nous croyons cependant que la pneumonie accompagnera d'autant plus facilement les fractures de côtes, que la plèvre et surtout que le poumon auront été plus ou moins intéressés par des fragments irréguliers et plus ou moins dentelés. On comprendrait difficilement, en effet, que les plaies anfractueuses, irrégulières, dont les bords sont plus ou moins déchirés, dilacérés, atrésiés, puissent guérir par première intention, c'est-à-dire sans suppuration et par suite sans inflammation.

Disons pour conclure que, si la contusion du poumon est le traumatisme qui engendre le plus souvent la pneumonie, il convient de ne pas négliger le rôle important des fractures dans sa pathogénie.

Signalons maintenant d'une manière rapide un autre ordre de traumatismes qui peuvent aussi intéresser le poumon, mais qui n'agissent pas de la même façon : nous voulons parler de la trachéotomie et des corps étrangers introduits dans le larynx et ayant pénétré dans les bronches. Nous donnons à ce sujet ce que nous avons trouvé de plus récent, n'ayant jamais eu l'occasion d'observer par nous-même aucun cas de ce genre.

Le docteur Litten dit au sujet de la trachéotomie : « Dans certains cas, où un corps étranger placé dans la trachée a nécessité la trachéotomie, la pneumonie a pu être attribuée à cette opération qui permet l'arrivée d'un air froid sur le parenchyme pulmonaire ». A l'appui de sa thèse, il rapporte l'observation d'un enfant de cinq ans, bien portant, qui avait avalé un haricot : la trachéotomie fut faite et le haricot extrait aussitôt. Trois jours après, l'enfant mourut d'une pneumonie qui s'était développée consécutivement à l'opération et attribuée à l'action de l'air froid. C'était une pneumonie franche avec hépatisation limitée à un seul côté.

Il est cependant reconnu que la trachéotomie n'a pas une influence bien grande sur la production de la pneumonie ou de la broncho-pneumonie. MM. Labric et J. Simon sont arrivés à cette conclusion, que nous trouvons rapportée dans la thèse de Proust : la trachéotomie, lorsqu'elle est faite sur un individu ne présentant aucune prédisposition à l'inflammation de l'appareil pulmonaire, ne provoque pas la pneumonie. En cas contraire, sur un individu prédisposé, soit par le fait de la maladie présente, soit par l'état antérieur du poumon, elle favorise et active l'apparition de la pneumonie.

Les corps étrangers introduits dans la trachée vont s'enclaver dans un point plus ou moins profond de l'arbre aérien et là, par leur présence, déterminent une inflammation de voisinage. Cette inflammation n'est pas, à proprement parler une véritable pneumonie ; toutefois, comme il nous a été donné de le constater dans les observations consultées à ce sujet, ces inflammations se terminent généralement par suppuration ou gangrène.

Signalons, seulement pour mémoire, les pneumonies expéri-mentales qui surviennent à la suite de la section des pneumo-gastriques ou qui sont produites par les injections directes dans le parenchyme pulmonaire. Elles sont en dehors de notre sujet clinique, bien qu'elles soient le résultat d'un traumatisme direct.

Causes prédisposantes. — On n'a encore sur cette question que très peu de renseignements. Ainsi dans sa thèse, M. Proust dit bien : il faut tenir compte de la résistance individuelle ; que souvent on a noté des affections pulmonaires antérieures chez des individus porteurs d'une pneumonie traumatique.

Il nous semble, avec Jossic (thèse de Paris, 1896), que c'est là peu de chose et qu'il convient de combler en partie cette lacune en prenant dans la pneumonie franche les causes de ce genre que nous croirons pouvoir être rapprochées de la question qui nous occupe. On doit donc étudier, surtout à ce point de vue, la nature du terrain et nous dirons d'une façon générale que toutes les causes susceptibles d'affaiblir primi-tivement l'organisme de le mettre dans de mauvaises condi-tions de résistance, comme les grossesses répétées, la lacta-tion, le surmenage, l'alcoolisme, etc., peuvent être déjà, à juste titre, incriminées comme prédisposantes.

Considérant d'abord l'âge du sujet, nous pensons que l'adulte se trouvera nécessairement plus exposé qu'aux autres époques de la vie aux traumatismes de la poitrine et que, pour cette raison, ce sera sans doute le moment où les cas de pneumonie traumatique seront trouvés les plus fréquents. Chez les vieillards, elle pourra se produire assez souvent à cause de la facilité des congestions passives du poumon à cette époque de l'existence.

Quant au sexe, l'homme, se livrant surtout aux divers travaux de force, y sera évidemment plus exposé que la femme.

Si une constitution forte sanguine est, selon nous, très apte par l'énergie des réactions qu'elle engendre à contracter cette espèce de pneumonie, elle sera aussi une cause de plus à apporter en faveur de la guérison, vu l'état de résistance plus grande aux influences fâcheuses du traumatisme.

Peut-être pourrait-on incriminer une prédisposition individuelle, un état d'opportunité morbide.

Il n'existe aucune observation tendant à démontrer l'influence des saisons sur la fréquence de la pneumonie traumatique. Cependant, on doit admettre que le froid, par son action dépressive, peut venir s'ajouter aux autres causes énoncées pour aider l'apparition de l'affection.

On comprend également que certaines diathèses puissent agir dans un sens fâcheux en constituant pour le blessé une prédisposition marquée.

La tuberculose créera un terrain favorable quant à l'évolution de la maladie à cause de l'irritation pulmonaire préexistant au traumatisme. L'influence néfaste du diabète sur les traumatismes est déjà depuis longtemps connue.

L'hémophilie ou diathèse hémorragique, en permettant la facile rupture des vaisseaux et la prompte formation d'épanchements sanguins, constituera évidemment encore une cause prédisposante manifeste à l'inflammation pulmonaire.

On peut en dire autant de l'arthritisme et de l'alcoolisme à cause de l'état habituel de congestion qu'ils peuvent présenter.

Pour être aussi complet que possible, rappelons encore, comme pouvant être une cause prédisposante à l'affection qui nous occupe, cet état traumatique particulier qui existe chez les ouvriers livrés à certaines professions dans l'exercice desquelles s'introduisent, dans les voies aériennes, des poussières ou charbonneuses ou siliceuses ou ferrugineuses et qui, fréquemment révèlent leur présence par l'existence de broncho-pneumonies chroniques décrites sous le nom de pneumonokonioses.

D'une façon générale, toutes les causes d'irritation, répétées ou non, ayant porté sur le poumon et créé, de cette façon, par les modifications anatomiques qui ont pu en résulter, un *locus minoris resistentiæ*, constituent pour cet organe un terrain éminemment propre au développement d'affections inflammatoires (Jossic).

Pathogénie. — Comment expliquer la pathogénie de la pneumonie et des accidents pleuro-pulmonaires en général secondaires et des traumatismes du thorax? L'interprétation de ces faits, qui était difficile avant la découverte du germe spécifique de la pneumonie, apparaît claire depuis que l'on connaît les conditions dans lesquelles cette affection se produit habituellement.

La pneumonie n'a son autonomie clinique que depuis la magistrale description de Laënnec, qui date de 1819 ; mais la pathogénie n'en restait pas moins obscure et tandis qu'elle était regardée par Hippocrate et tous les auteurs jusqu'à Laennec comme une fièvre à détermination pulmonaire, ce dernier en fit le type de l'inflammation du poumon ; de même, Broussais la déclara phlegmasie locale. Cette théorie, un instant adoptée, fut battue en brèche par Grisolle et ses élèves, qui virent de nouveau dans la pneumonie une fièvre à localisation sur le poumon.

C'est seulement très près de nous, en 1874, que Jürgensen, étudiant les caractères cliniques de la pneumonie, affirma le premier sa spécificité et soupçonna en elle un agent particulier qui la lui fit comparer aux maladies infectieuses et contagieuses.

3

Mais la constatation de véritables foyers épidémiques de pneumonie, l'identité de symptômes dans les nombreux cas observés chez des malades d'âge et de condition très différents, la ressemblance entre les diverses complications qui paraissaient, à une période où l'étude des maladies générales était encore confuse même dans leurs manifestations cliniques, être sous la dépendance d'une cause unique, furent insuffisantes à permettre de comprendre la véritable nature de la pneumonie. Il fallut pour cela la découverte du *pneumocoque*, que Klebs entrevit en 1877 et décrivit sous le nom de *monas pulmonale* et qui fut reconnu quelques années plus tard, en 1881, sur des coupes de poumon hépatisé par Koch et Eberth, mais qui ne fut nettement affirmée, comme élément responsable de l'affection, que grâce aux travaux de Talamon, en France et de Frænkel, en Allemagne, en 1883. Ces auteurs donnèrent les caractères biologiques du pneumocoque et montrèrent sa virulence éphémère qui cesse après une semaine et ne résiste pas à une température de 42 degrés.

Mais ce qui est intéressant à noter dans l'histoire du pneumocoque, c'est qu'il habite, en qualité de saprophyte, la bouche, les fosses nasales, la trachée et les grosses bronches de l'homme sain. Déjà, en 1881, Pasteur l'avait rencontré dans la salive d'un enfant mort de la rage Et c'est Netter qui a montré que, dans la proportion de 1 sur 5, on trouvait le pneumocoque dans les fosses nasales d'individus sains. De plus, les conditions qui modifient sa virulence, si elles sont mal connues dans leur cause essentielle, le sont suffisamment pour pouvoir comprendre l'éclosion de la pneumonie. On a observé, en effet, qu'à certaines époques de l'année, où il se produit des épidémies de pneumonie, celle-ci s'accroît dans de fortes proportions. Si une des causes prédisposantes que nous avons énumérées entre en jeu, la maladie se déclare et suit son évolution habituelle.

Or, de ces causes prédisposantes, il en est une qui nous intéresse particulièrement : c'est le traumatisme que produit la contusion thoracique. Un individu sain, dont la bouche et l'arbre trachéo-bronchique contiennent des pneumocoques peu virulents, est victime d'une contusion thoracique qui produit ou non une déchirure du poumon ou une fracture de côte. Dans l'un et l'autre cas, il se fait une poussée de congestion réflexe, par paralysie vaso-motrice, comme dans les cas où le froid joue le rôle de cause occasionnelle. A la faveur de cette congestion locale, le pneumocoque pullule et donne lieu à la réaction habituelle du parenchyme pulmonaire envahi par cet agent : la pneumonie est déclarée. Si, au lieu d'une simple contusion thoracique, il existe des lésions plus accentuées, des déchirures vasculaires, par exemple, les conditions sont particulièrement favorables et on conçoit que l'auto-infection soit presque immédiate : le pneumocoque, qui vivait à la surface de la muqueuse, englué par les sécrétions bronchiques, pénètre tout à coup dans le torrent circulatoire, et si l'organisme n'est pas assez vigoureux pour lutter victorieusement contre l'infection, la pneumococcie est constituée, qui va, en se localisant sur le poumon, donner naissance à une zone d'hépatisation.

La pathogénie de la pneumonie traumatique se réduit donc, en dernière analyse, à la pullulation du pneumocoque, qui habite normalement les bronches, à la faveur d'une congestion réflexe par paralysie vaso-motrice. Elle ne diffère donc en rien, lorsqu'il n'y a pas lésion du poumon, de la pneumonie dite a frigore.

Quant à la pathogénie des bronchites, des broncho-pneumonies et des pleuro-pneumonies qui peuvent, dans des circonstances plus rares et encore mal déterminées, se développer à la suite de traumatismes thoraciques, il semble que la même théorie puisse leur être appliquée. Le poumon est mis en état de moindre résistance, la phagocytose est entravée, et l'infection a le champ libre pour produire les lésions qui correspon-

dent à ces diverses affections. Mais tandis que, dans la pneumonie, le pneumocoque est l'agent spécifique qui intervient
forcément, dans les broncho-pneumonies, les divers éléments
infectieux peuvent en être isolément ou en même temps responsables.

Anatomie pathologique. — L'anatomie pathologique de la
pneumonie traumatique est en tous points semblable à celle de
la pneumonie lobaire aiguë. Nous allons, rapidement passer
en revue, d'après Debove et Achard, les lésions pulmonaires
constantes, caractérisant seules la pneumonie.

L'appareil pulmonaire est rarement envahi en son entier par
le processus pneumonique. Un ou deux lobes sont atteints,
quelquefois tout un poumon ; le reste est intact et peut servir
de point de comparaison.

Dans notre cas, le lobe moyen était envahi en totalité et à
l'exclusion des deux autres lobes qui ne portaient pas trace de
lésion antérieure ou concomitante.

Les lésions se présentent sous trois formes restées classiques depuis Laënnec ; l'engouement, l'hépatisation rouge et
l'hépatisation grise ; à ces trois degrés, il convient d'en ajouter
un quatrième ou stade d'infiltration purulente.

L'engouement représente le premier stade de l'exsudation.
Histologiquement, il a pour caractère la flexuosité remarquable
des vaisseaux alvéolaires gorgés d'hématies, l'encombrement
de la cavité elle-même par des globules rouges et des cellules
rondes, volumineuses, à noyaux multiples, qui semblent bien
avoir pour origine l'épithélium de revêtement en voie de des-
quamation.

Les parties atteintes sont augmentées de volume et de poids,
leur consistance est plutôt accrue ; elles conservent l'impres-
sion des doigts comme les tissus œdématiés.

A la période d'*hépatisation rouge*, l'exsudat constitué distend le lobe envahi et lui communique une consistance qui rappelle absolument celle du foie. Les parties hépatisées offrent un aspect granité ; leur couleur est d'un brun rougeâtre. Du tissu incisé s'écoule un liquide épais et visqueux, connu sous le nom de *suc pneumonique*.

L'*hépatisation grise*, souvent confondue avec l'infiltration purulente, représente plus exactement, selon Barth, au point de vue clinique, un degré de transition entre l'hépatisation rouge et la résolution de l'exsudat. Seule, la coloration diffère d'avec le précédent état ; elle est d'un gris homogène sur lequel ne se détachent plus que les maculas pigmentaires normales du tissu.

La consistance du poumon atteint d'*infiltration purulente* est très modifiée (ramollissement gris), sa friabilité est extrême, la trame s'en affaisse très facilement. De la surface de section s'écoule un liquide visqueux, opaque, identique au pus. Poussée plus loin, cette fonte donnera lieu à de vraies collections purulentes. Les lésions histologiques de l'infiltration purulente consistent essentiellement dans l'invasion des alvéoles par des globules de pus, qui forment des amas d'autant plus étendus que les cloisons conjonctives dissociées présentent en beaucoup de points, des solutions de continuité. A cette période, les microbes de la suppuration, streptocoque et staphylocoque l'emportent de beaucoup sur le pneumocoque, qui lui, domine dans les lésions de l'hépatisation grise.

CHAPITRE IV

COMPLICATIONS TARDIVES

Nous avons montré jusqu'ici le mode de production, les caractères cliniques et l'évolution de l'emphysème sous-cutané, de l'hémothorax, de la pleurésie, de la pneumonie et de la broncho-pneumonie traumatiques se développant *immédiatement* après l'accident, et qui en sont, pour ainsi dire, des symptômes plus graves que ceux habituellement observés. Dans ces cas, la pathogénie est claire, la relation entre la cause et l'effet est indéniable, puisque la complication suit presque immédiatement le traumatisme initial. Mais il peut ne pas en être toujours ainsi. Dans certains cas, en effet, un individu atteint de fracture de côte, ou de contusion du thorax reste pendant plusieurs jours et quelquefois une ou deux semaines, sans présenter aucun phénomène particulier; puis, brusquement, sans cause nouvelle apparente, une pneumonie se déclare, un hémothorax se produit, et le malade succombe, alors qu'il paraissait hors de tout danger. Notre observation en est un exemple frappant. Quel est le rapport qui existe dans ces cas, entre le traumatisme et la complication ? Le premier est il forcément responsable de la seconde ? Comment peut-on en expliquer le mécanisme ? Il ne s'agit pas seulement là d'une question théorique qui, en l'espèce, serait d'une importance purement spéculative, mais aussi d'une question qui, en médecine légale, peut soulever des difficultés d'appréciation. Dans sa thèse sur les *Contusions du thorax en général*, Paris 1886, Jossic a étudié, au point de vue médico-légal, ce point particulier de la pathologie thoracique ; il cite un certain nombre de faits très démonstratifs de pneumonie traumatique, de pleuro-pneumonie, de tuberculose pulmonaire, développés plusieurs semaines après des accidents de chemin de fer, de coups portés sur la poitrine et qui se sont terminés par la mort.

La pathogénie de la pneumonie traumatique tardive est absolument la même que pour celle qui se produit le lendemain de l'accident. La cause occasionnelle ne peut venir que de l'affaiblissement du malade par le fait de sa contusion thoracique ; cet affaiblissement et l'immobilité au lit, souvent dans une salle d'hôpital, rendent la contagion facile.

Dans notre cas, la pneumonie a semblé avoir débuté, au treizième jour, sans cause apparente. Comme nous le dirons dans le chapitre suivant, il s'agissait ici, non d'une pneumonie franche, aux allures brusques, mais bien d'une affection bâtarde, sans caractères nets. Le malade n'eut pas de frisson, pas de point de côté, pas de crachats rouillés ; seules, l'élévation de la température, la dyspnée, la toux, firent penser au développement d'une pneumonie. L'auscultation, rendue difficile par la présence du bandage de corps, peu instructive par l'insignifiance des signes stéthoscopiques, fut d'un faible secours. L'autopsie a été nécessaire pour reconnaître les lésions caractéristiques de la pneumonie lobaire parvenue à la phase d'infiltration purulente. Le poumon du côté opposé était absolument sain et ne présentait même pas d'hypostasie. Il s'agissait donc là d'une véritable pneumonie lobaire et non d'une broncho-pneumonie.

Il est difficile de dire si le pronostic de ces pneumonies développées tardivement est plus grave que celui des pneumonies qui se produisent peu après l'accident. Notre observa-

tion ne peut servir d'exemple, car la présence de l'hémothorax a contribué, pour une grande part, à mettre le poumon en
état de moindre résistance et par suite à faciliter la purulence.

Il est est de même pour l'hémothorax, bien que le fait soit ici
exceptionnel. Celui-ci est, en réalité, presque toujours contem-
porain de l'accident qui le produit, soit par rupture de l'artère
intercostale ou de la mammaire interne, soit par déchirure du
poumon. Lorsque, comme cela s'est produit dans notre cas,
l'hémothorax survient tardivement sans qu'il soit possible d'incriminer la blessure de l'intercostale, sa production nécessite
un certain nombre de conditions qui ne se trouvent pas souvent réalisées. Il faut tout d'abord que le cal n'ait pas
soudé les fragments, qui doivent jouer librement l'un sur l'autre. Il en était ainsi chez notre malade, puisque, à l'autopsie,
qui eut lieu le 19e jour après l'accident, la réunion fragmentaire n'avait pas encore commencé ; il faut, de plus, que la
solution de continuité soit telle qu'un des fragments soit taillé
en biseau pour pouvoir aller embrocher le poumon ; enfin, et
cela arrive le plus souvent, parce que la pleurite sèche existe
dans la presque totalité des cas, une condition favorable est
l'adhérence des deux feuillets pleuraux. Chez le malade dont
nous rapportons l'autopsie, le poumon déchiré par le saillant
costal adhérait intimement au foyer de fracture à travers un
orifice percé dans les plèvres accolées. Lorsque ces conditions
se trouvent réunies, on conçoit très bien que, une ou deux
semaines après le traumatisme, un mouvement, même léger, qui
déplace un fragment, puisse blesser le poumon et donner lieu
à un hémothorax le plus souvent peu abondant ; pour que
celui-ci soit considérable, en effet, il faut, comme l'a montré
Ch. Nélaton, qu'il y ait blessure des vaisseaux de deuxième ou
troisième ordre. Peut-être, lorsqu'il y a en même temps hépatisation ou seulement congestion pulmonaire, une déchirure
légère suffit-elle à produire un épanchement assez considérable.

Nous citerons, pour être complet, le pyo-hémothorax, qui se produit lorsque l'épanchement s'infecte par suite de la pénétration d'éléments microbiens dans la plèvre. La quantité de sang épanché n'a pas, dans la production de la suppuration, l'importance que lui attribuaient les anciens auteurs qui disaient volontiers, que, seuls, les gros épanchements suppurent. Ch. Nélaton, dans sa thèse très remarquable, avait même dit « que la présence simultanée de l'air et du sang dans la plèvre n'aggrave pas le pronostic, et que celui-ci reste entièrement subordonné à l'abondance de l'hémothorax ». Les progrès contemporains de la bactériologie ont permis de reconnaître que le seul facteur important est l'agent infectieux, et que, si le sang est un excellent bouillon de culture, il importe peu qu'il soit en grande abondance. Quant à l'origine de l'infection, elle est le plus souvent dans l'irruption des microbes des bronches dans la plèvre, et il est logique de penser que, si une broncho-pneumonie se greffe sur la lésion traumatique, l'hémothorax a des chances de devenir purulent.

CHAPITRE V

SYMPTOMATOLOGIE, MARCHE, TERMINAISON ET DIAGNOSTIC DES COMPLICATIONS PLEURO-PULMONAIRES INFECTIEUSES, EN GÉNÉRAL

Pneumonie. — Le début a lieu en pleine santé ; il est nettement consécutif à la contusion du thorax. La maladie se localise dans la région correspondante au traumatisme, l'autre poumon restant sain s'il n'a pas été contusionné. Pour en étudier les symptômes, nous prendrons comme types ceux de la pneumonie franche et nous montrerons les différences qui existent.

Il est évident, en effet, que l'inflammation traumatique du poumon doit se révéler par les mêmes phénomènes que ceux de l'inflammation spontanée, mais avec des caractères différents pour la plupart d'entre eux.

Disons tout d'abord que le début est sourd, insidieux, sans réaction marquée pendant quelques heures, et souvent pendant un ou plusieurs jours ; puis, survient un état de malaise général. Il s'écoule un certain temps entre l'application de la cause et le développement de la maladie.

Le point de côté du début existe le plus souvent, mais il peut quelquefois, faire complètement défaut. Quand il existe, on le rencontre toujours au niveau du point blessé ; il est remarquable par sa violence et sa ténacité, cependant cette violence n'atteint jamais celle que l'on rencontre dans la pneu-

monie franche. C'est le premier signe qui apparaisse et il persiste quelquefois encore, alors que les phénomènes inflammatoires sont à leur déclin.

Tous les auteurs ont insisté sur ce symptôme de la pneumonie traumatique et pourtant il est bon de ne pas y attacher
une importance exclusive ; dans bien des cas, en effet, il peut
exister sans qu'on puisse constater, à l'examen de la poitrine,
la présence d'une affection pleuro-pulmonaire quelconque.
Néanmoins, la violence du point de côté et sa persistance
doivent toujours éveiller l'attention du chirurgien. Souvent, il
est très supportable, mais s'exagère au moindre mouvement.
C'est à cause de cette douleur que les blessés immobilisent les
côtes et ne font que de petites inspirations. La respiration se
trouve ainsi accélérée dès le début de l'accident ; mais cette
dyspnée disparaîtra avec l'élément douleur, tandis que, s'il y
a inflammation consécutive, elle se continue et peut même
s'accroître, sans atteindre cependant, du moins dans les cas
ordinaires, l'anxiété respiratoire que l'on observe dans la pneumonie lobaire aiguë.

Le frisson inital fait le plus souvent défaut et, quand il existe,
il est surtout constitué par des frissonnements successifs plutôt
que par un frisson intense et solennel, comme celui que l'on
observe dans la pneumonie franche.

L'hémoptysie, quand elle a lieu, apparaît souvent aussitôt
après l'accident ; mais, c'est là un symptôme en rapport avec
la blessure du poumon et non avec son inflammation consécutive.

La toux, au début, doit être également rattachée au rejet
du sang épanché dans le parenchyme pulmonaire ; durant les
premiers jours, les crachats sont presque exclusivement formés
par du sang noir, coagulé. La toux peut donc exister en dehors
de toute pneumonie, mais elle se continue ou s'établit avec
celle-ci, si elle n'existait pas. Elle a les mêmes caractères que la

toux de la pneumonie franche ; comme elle, elle est rarement quinteuse. La toux provoque aussi l'expulsion de crachats dont les caractères ne sont pas constants : dans les premiers jours, ils peuvent être transparents, visqueux, aérés, collant au fond du vase et striés de sang rouge ou mélangés de caillots brunâtres ; puis surviennent les crachats rouillés, comme ceux de la pneumonie franche, formant une masse homogène dont l'abondance est variable suivant les cas. Cette teinte rouillée persiste durant trois ou quatre jours, puis se perd peu à peu et les crachats, moins abondants, redeviennent transparents ou muco-purulents. Quelques pneumonies traumatiques peuvent, cependant, évoluer sans rejets de crachats rouillés.

L'expectoration disparaît avec les autres phénomènes inflammatoires.

Les signes fournis par la percussion n'ont pas la même valeur réelle que dans la pneumonie spontanée. Celle qui est consécutive à un traumatisme s'accompagne presque toujours de pleurésie, pleurésie qui peut rester localisée au point blessé, s'accompagner d'épanchement ou rester sèche. Il est facile, dès lors, de comprendre que la percussion donnera, suivant les cas, des renseignements différents. Il en sera de même de l'auscultation. Lorsque la pneumonie est simple, ou du moins sans complications trop considérables du côté des plèvres, on trouve une sonorité à timbre plus élevé du côté blessé que du côté sain, dans les parties du poumon qui ont été respectées. L'obscurité du son existe, au contraire, dans toute la zone inflammatoire, et l'on éprouve au doigt une diminution de l'élasticité de la paroi, surtout lorsqu'il existe en même temps un épanchement pleurétique.

Les phénomènes fournis par l'auscultation sont très variables, suivant l'époque de la maladie. Cette auscultation est assez délicate, surtout au début, car, alors, le malade immobilise, autant que possible, son thorax à cause de la douleur, et, par suite, les mouvements d'inspiration et d'expiration pulmonaires se trouvant très atténués, il devient difficile pour l'oreille de saisir les bruits anormaux qui pourraient s'y passer. Le premier phénomène observé est une diminution notable dans l'intensité des murmures respiratoires si l'on compare le côté sain au côté malade. Dès la fin du premier jour on trouve, en général, les signes de l'inflammation pleurale caractérisée par des frottements localisés au point blessé, se manifestant aux deux temps de la respiration et devenant insensibles et même nuls lorsque l'épanchement devient abondant. On perçoit quelques râles crépitants, mais surtout des râles sous-crépitants et des râles de bronchite ; le mélange de ces râles caractérise l'inflammation traumatique du poumon sans qu'aucun d'eux présente de caractère particulier. Puis les râles crépitants disparaissent les premiers, du quatrième au cinquième jour, et l'on n'entend plus que de gros râles sous-crépitants et muqueux avec des frottements pleuraux qui persistent encore après la disparition des phénomènes d'inflammation bronchopulmonaire. Dès le début, on peut entendre des râles sibilants ; mais ce signe n'est pas constant ; il est l'indice de l'emphysème pulmonaire et ne peut exister que lorsqu'il y a eu déchirure préalable des alvéoles du poumon.

Partout où s'entendent ces bruits morbides, la respiration est soufflante, quelquefois accompagnée de souffle tubaire ; ce souffle, lorsqu'il se présente, est généralement de courte durée, et il est bien rare qu'il acquière le degré d'intensité qu'il possède dans les pneumonies lobaires.

La résonnance de la voix existe sans qu'il y ait bronchophonie véritable, à moins qu'il n'existe du souffle tubaire.

Il peut y avoir, quelquefois, une légère exagération des vibrations thoraciques.

Pour en terminer avec cet exposé, disons quelques mots de

la température : elle n'offre aucun type défini, elle est peu
élevée et retombe rapidement à la normale.

Il est rare, en effet, que la température atteigne les chiffres
élevés de la pneumonie spontanée ; le plus souvent elle oscille
entre 37,5 et 38° ; ce n'est que dans les deux premiers jours,
au moment de la poussée fluxionnaire, qu'elle s'élève à 39° et
même à 40°. La fièvre évolue le plus souvent en 3, 4 ou 5
jours, cependant on la voit parfois se continuer pendant 8, 10,
15 jours et plus. Il est à remarquer que souvent le thermomètre
peut indiquer une température se rapprochant sensiblement
de la normale, alors que l'examen du malade révèle cependant
un état inflammatoire des bronches.

Lorsque l'évolution est rapide, la température est plus élevée
et augmente avec la gravité de la maladie, sans dépasser, en
général, les limites que nous avons données ; mais la durée
en reste toujours plus courte que celle de la pneumonie
franche.

Marche. Durée. Terminaison. — Il est assez difficile de
retracer l'ensemble de cette affection. L'inconstance des phénomènes symptomatiques, leur peu de fixité donnent à la
maladie, dans chaque cas, un aspect nouveau. L'irrégularité
de la marche et de l'appareil symptomatique constitue le
cachet le plus frappant de la pneumonie traumatique.

Nous donnons sa marche la plus commune. A la suite d'une
contusion plus ou moins violente du thorax éclate la pneumonie
parfois dans les heures qui suivent l'accident, le plus souvent
deux ou trois jours après, quelquefois plus tard encore. Mais
avant que n'apparaisse la réaction inflammatoire du parenchyme pulmonaire, on observe une hémoptysie formée de sang
rouge ou noirâtre au début, plus tard caractérisée seulement
par des crachats brunâtres, sanglants, mélangés souvent aux
autres crachats. En même temps s'observe une douleur de

côté, au niveau du point blessé, douleur qui s'exaspère au moindre mouvement ou à la plus légère pression et qui provoque une anxiété respiratoire notable. Puis arrivent bientôt les frissons précédant quelquefois les phénomènes inflammatoires : les accidents pleuraux ouvrent la scène, la pneumonie vient ensuite avec les symptômes de la pneumonie franche, mais atténués ou plus éphémères. La pneumonie débute ordinairement au niveau de la contusion; elle peut cependant exceptionnellement se développer en un autre point, comme nous avons pu le remarquer dans une des observations de la thèse de Proust que nous avons rapportée dans le cours de notre travail.

La douleur de côté persiste pendant presque toute la période des phénomènes inflammatoires ; la fièvre ne s'accuse réellement que les deux ou trois premiers jours. L'expectoration est peu abondante, formée de crachats sanglants et d'autres muco-purulents ayant tous les caractères de l'expectoration bronchitique.

L'inflammation pulmonaire reste la plupart du temps localisée ; elle a peu de tendance à s'étendre ; il n'en est pas de même de la bronchite concomitante, qui a plus de tendance extensive : elle se propage facilement à tous les rameaux bronchiques d'un même lobe ; aussi, la retrouve-t-on encore, alors que la respiration vésiculaire est déjà redevenue normale.

En même temps que la fièvre, disparition de l'appétit ; les urines et les selles sont rares. L'abattement du malade est considérable et peu en rapport avec les phénomènes observés. Puis, au bout de trois ou quatre jours, tous les accidents s'amendent : la matité disparaît ainsi que les râles crépitants et le souffle ; il ne reste plus que des frottements pleuraux et des râles sous-crépitants muqueux, très abondants. Les caractères de l'expectoration se sont également modifiés : les

crachats deviennent clairs et visqueux, la plupart muco-
purulents.

En cinq ou six jours à partir de l'apparition des phénomènes pulmonaires tout peut être rentré dans l'ordre normal
et la guérison établie, bien que persistent souvent, encore pendant une semaine ou deux, des signes de bronchite. En même
temps, l'état de prostration du malade s'efface peu à peu
(Proust).

« En tant que pneumonie, dit Béhier, les pneumonies traumatiques ont une terminaison heureuse. Il semble que, frappé
ainsi par une influence extérieure au milieu de la santé, le
blessé résiste beaucoup mieux au travail pathologique qui lui
est imposé, qu'il ne peut le faire contre une altération qui l'en-
vahit spontanément et en vertu d'une sorte d'aptitude élective
comme la pneumonie franche. »

Grisolle s'accorde également sur le caractère bénin de la
pneumonie traumatique ; il dit à ce sujet : « Cette bénignité
ordinaire n'est pas un fait exceptionnel mais général, s'ap-
pliquant à un grand nombre de phlegmasies. Il importe de
remarquer que la pneumonie qui survient par le fait d'une violence extérieure est, en quelque sorte, un acte physiologique,
un acte réparateur se produisant chez un individu en général
bien portant et dans un organe qui n'a communément aucune
prédisposition morbide. »

L'opinion de Béhier et de Grisolle, qui s'accordent tous deux
à admettre que la pneumonie traumatique a toujours une terminaison heureuse, est également partagée par M. Proust. Cet
auteur va même jusqu'à déclarer que la résolution est la règle
sans passer à l'état de pneumonie suppurée. D'après l'observation placée en tête de ce travail, on voit combien est erronée
une telle appréciation portée d'une façon aussi générale. Dans
le cas qui nous occupe, en effet, il nous a été donné de constater à l'autopsie qu'une infiltration purulente, nettement

caractérisée, avait envahi tout le lobe moyen du poumon droit.

C'est là une terminaison relativement rare, et nous reconnaissons volontiers que la résolution s'observe le plus souvent.

On comprend que dans des cas analogues, la durée de l'affection puisse subir des variations considérables, certains malades pouvant résister à la maladie quelques jours seulement, tandis que d'autres ne sont enlevés qu'au bout de trois, quatre ou cinq mois.

La pneumonie traumatique peut encore se terminer par la gangrène des parties primitivement contuses, puis enflammées.

Elle est tantôt rapide, tantôt et le plus souvent assez tardive; elle se produit généralement chez des individus débilités. Rouppe la considérait comme une terminaison fréquente de la pneumonie traumatique; cette assertion n'est pas justifiée, car la gangrène, dans de pareilles conditions, est plutôt un fait exceptionnel.

Diagnostic. — Ce doit être une règle absolue pour le clinicien d'observer attentivement tout malade qui a reçu une contusion du thorax, car la pneumonie peut souvent passer inaperçue. M. Litter insiste beaucoup sur ce point, et, selon lui, une des causes du peu de fréquence relative des pneumonies traumatiques tiendrait justement à ce fait qu'on ne les reconnaît pas, parce qu'on ne les a pas cherchées.

Grisolle donne aussi les signes qui pourraient empêcher de reconnaître la pneumonie. « Je rappellerai, dit cet auteur, que l'expectoration caractéristique manque le plus souvent dans la pneumonie traumatique, qu'elle y est, en outre, très fréquemment remplacée par une hémoptysie plus ou moins abondante qui s'explique par la violence exercée sur l'organe. Quant aux signes physiques fournis par l'auscultation, il importe de remarquer encore que la crépitation peut être voilée et complètement masquée par les râles muqueux, parfois même par un

4

véritable gargouillement qui se passe dans les bronches ou dans un foyer résultant de la blessure. L'emphysème, si commun après les plaies des poumons et les épanchements sanguins qui ont lieu si fréquemment dans la plèvre, peuvent également masquer la crépitation ; si les crachats caractéristiques font également défaut, on ne peut guère que soupçonner la complication, et on le fait surtout en raison de l'intensité du mouvement fébrile qui se déclare ».

On ne confondra pas la variété de pneumonie qui nous occupe avec la pneumonie fibrineuse ordinaire dont le début est brusque, le frisson initial violent, le point de côté presque caractéristique ; on se rappellera que dans la pneumonie franche la marche est cyclique, la défervescence est brusque et a lieu du cinquième au septième ou huitième jour. Les commémoratifs seront aussi d'un grand secours.

Le diagnostic pourrait être quelquefois hésitant en cas de pneumonie traumatique double. Dans ce cas, voici quels sont, d'après M. Brouardel, les caractères distinctifs de la pneumonie double franche et de la pneumonie double traumatique :

« Il n'y a pas de frisson intense accompagné de claquements de dents qui annoncent le début de la pneumonie franche aiguë. De plus, il y a non seulement des crachats rouge-brique comme dans la pneumonie franche, mais de véritables crachements de sang comme dans la congestion pulmonaire intense ou dans l'apoplexie pulmonaire. Enfin, quarante-huit heures après l'accident, les deux bases sont atteintes ; tandis que si dans la pneumonie franche, on note parfois l'invasion successive des deux poumons, on ne la constate pas ici apparaissant, dès le début, simultanément des deux côtés ». Nous savons, en effet, depuis Grisolle, que « *la pneumonie lobaire n'est jamais double d'emblée* ».

Il pourrait arriver qu'on prenne pour traumatiques certaines

phlegmasies pulmonaires rencontrées, après examen, chez des
malades ayant subi une contusion de la poitrine, mais se trouvant déjà, au moment même du traumatisme, en puissance de
la complication infectieuse observée. Le traumatisme, dans ce
cas, ne saurait être incriminé. Un examen attentif des crachats
sera d'un secours précieux pour trancher la question.

En ce qui concerne la broncho-pneumonie, nous rappelle-
rons que, généralement, la broncho-pneumonie d'origine traumatique est localisée du côté de la poitrine où a lieu la contusion, tandis que, dans la broncho-pneumonie ordinaire, les
lésions sont disséminées dans les deux poumons et souvent
même disposées symétriquement d'un côté à l'autre.

PRONOSTIC

Nous devons, tout d'abord, signaler l'influence fâcheuse
qu'exerce le choc traumatique sur toute l'économie, en général,
influence se traduisant surtout par des phénomènes de dépres-
sion qui, à eux seuls, font déjà de l'organisme un terrain tout
préparé pour l'éclosion des maladies futures, par le défaut de
résistance qu'il entraîne à sa suite. Les contusions du thorax,
soit par leur étendue, soit par leur degré de violence, mettent
l'organisme dans un état d'infériorité qui, en cas de complications graves du côté de l'appareil pleuro-pulmonaire, pourront
contribuer, pour leur seule part, à assombrir le pronostic.

Cette question a été traitée, en partie, au paragraphe des
causes prédisposantes. On peut dire, d'une façon générale, que
le pronostic dépend de l'état général du malade, qui résiste
plus ou moins, selon son âge, de ses antécédents pathologi-
ques et des conditions de traitement.

TRAITEMENT

Tout d'abord, le traitement doit être préventif.

On doit rigoureusement prescrire l'immobilisation au lit, pendant au moins deux semaines, de tout blessé qui aura reçu une violente contusion sur le thorax.

On appliquera, dès le début, sur le côté atteint, quelques ventouses scarifiées qui auront une action bienfaisante sur le point de côté et la dyspnée concomitante.

On obtiendra une immobilisation plus rigoureuse en entourant la poitrine du blessé d'un bandage de corps en diachylon.

Une fois déclarée, la pneumonie traumatique est passible du même traitement que la pneumonie franche.

Le malade devra continuer à garder le repos au lit et se contenter d'une alimentation liquide (bouillon et lait). L'exagération du point de côté, de la dyspnée, l'insomnie exigeront souvent l'intervention de la médication calmante ; l'opium et la morphine méritent, comme toujours, le premier rang ; cependant, les bromures devront être préférés chez les malades dont le filtre rénal est touché.

La médication tonique produit les meilleurs effets sur l'évolution de la pneumonie : l'alcool en est l'élément fondamental ; il soutient les forces du malade et modère en même temps la température. On peut l'administrer sous toutes les formes, il suffit de les rendre acceptables pour le malade : on donnera la moyenne de 60 à 80 grammes de rhum ou de cognac.

Aux formes adynamiques avec tendance au collapsus, s'adressent l'éther et la caféine, qui, en injections hypodermiques, ont sur le système nerveux une action des plus énergiques.

CONCLUSIONS

I. Les contusions du thorax, superficielles et profondes, accompagnées ou non de fractures de côtes, peuvent présenter un certain nombre de complications pleuro-pulmonaires qui en font presque toute la gravité.

II. Les complications sont de deux ordres : *mécaniques* (emphysème sous-cutané, pneumothorax, hémothorax) et *infectieuses* (pleurésie et pneumonie traumatiques, plus rarement gangrène pulmonaire et tuberculose.)

III. Suivant leur date d'apparition, ces complications sont immédiates ou tardives. L'étude de ces dernières est importante au point de vue pathogénique, parce qu'il peut soulever des questions d'ordre médico-légal.

IV. Les complications des contusions thoraciques et des fractures de côtes en particulier seront souvent évitées par un traitement rationnel dont le premier temps est l'immobilisation rigoureuse du thorax.

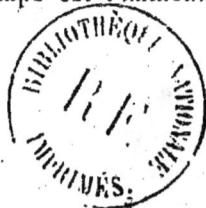

INDEX BIBLIOGRAPHIQUE

ANGER BENJAMIN. — Thèse d'agrégation, 1868. Des plaies pénétrantes de poitrine.

BERNARD. — Mémoire : Société de Chirurgie, 1817, t. I, p. 201.

BOYER. — Traité des maladies chirurgicales, 1831, t. III, p. 307.

CAHEN. — Thèse de Paris, 1879.

CHARCOT, BOUCHARD et BRISSAUD. — Article : Pneumonie, in Traité de médecine.

CHAUFFARD. — La pleurésie traumatique, in Semaine médicale, 26 février 1886.

COURTOIS. — Thèse Paris, 1873.

DEBOVE et ACHARD. — Article : Pneumonie, in Manuel de médecine, tome I.

EVRAÏN. — De la suppuration des épanchements sanguins dans les plèvres. Thèse de Paris, 1888.

FOLLIN et DUPLAY. — Pathologie chirurgicale.

FORGUE et RECLUS. — Traité de thérapeutique chirurgicale, 1898, t. II, p. 518.

GOSSELIN. — Recherches sur les déchirures des poumons sans fracture des côtes correspondantes (Mémoire de la société de chirurgie, t. I, p. 201).

GRISOLLE. — Traité de la pneumonie, 1841, et seconde édition, 1864.

HAMILTON (traduction POINSOT). — Traité pratique des fractures et des luxations, Paris, 1884, pp. 200 et suiv.

HERBERT. — De la pleurésie traumatique, thèse Paris, 1896-1897.

JOBERT, de Lamballe. — Traité des plaies par armes à feu, Paris, 1833, p. 70.

JOSSIC. — Contusions du thorax en général et particulièrement des complications pleuro-pulmonaires consécutives, thèse de Paris, 1880, n° 272.

LAVERAN et TEISSIER. — Nouveaux éléments de pathologie et de clinique médicales, 1883, t. II.

LEGOUEST. — Thèse de Paris, 1845.

LESBOS. — Contribution à l'étude de l'hémothorax d'origine traumatique, thèse de Paris, 1882, n° 291.

MEOLA FELICE. — Virchow's Jahresbericht, 1879, Bd. II, p. 403.

MORGAGNI. — Livre II, article 28.

NÉLATON. — Éléments de pathologie chirurgicale, 1re édition, t. III, page 493.

NÉLATON (CH.) — Des épanchements de sang dans les plèvres consécutifs aux traumatismes, thèse de Paris, 1880, n° 95.

PAULET. — Dictionnaire encyclop. des Sc. méd., 1re série, t. XXI, artic'e : Côtes.

PETIT (ANDRÉ). — *Gazette hebdomadaire*, 1886, n°s 7 et 8.

PEYROT. — Articles : « Contusions de la poitrine » et « Fractures de côtes », *in* Traité de chirurgie de Duplay et Reclus, t. V.

PROUST. — Etude clinique sur la pneumonie traumatique, thèse de Paris, 1884, n° 187.

SOULIGOUX. — *In* Traité de chirurgie clinique et opératoire de Le Dentu et Delbet.

TROUSSEAU et LEBLANC. — *Journal de médecine vétérinaire*, 1829, cinquième année, pp. 101 et suiv.

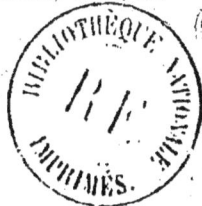

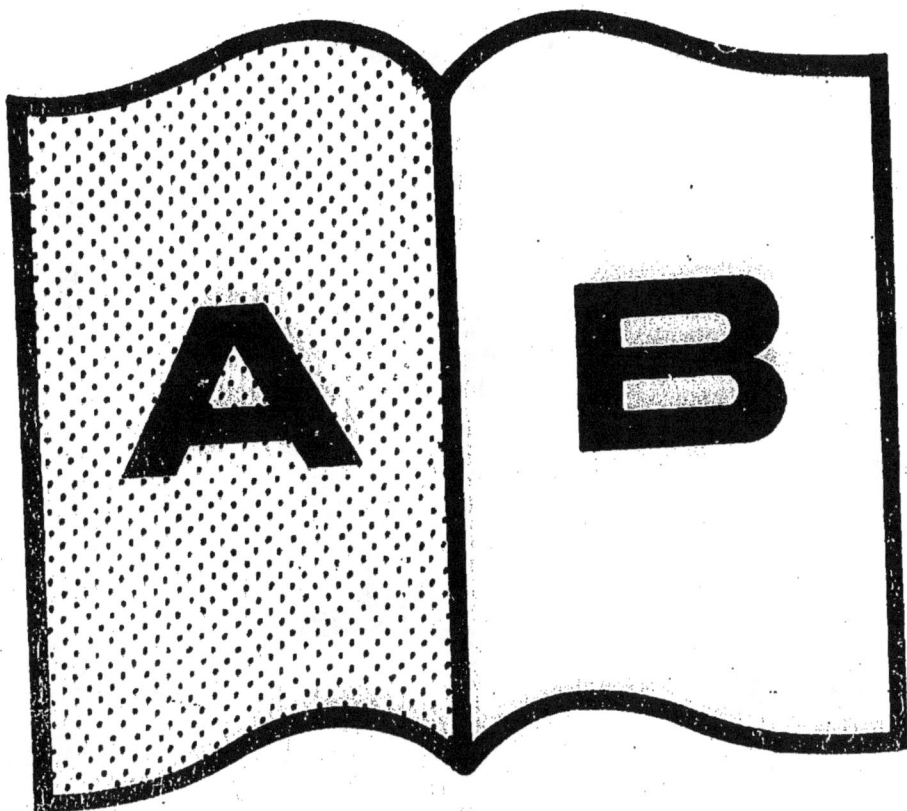

Contraste insuffisant

NF Z 43-120-14

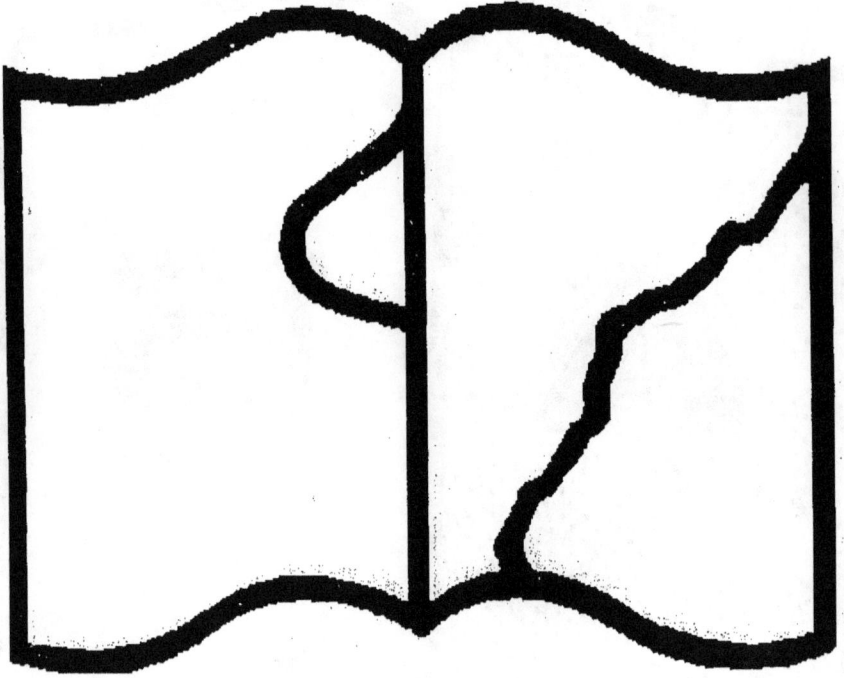

Texte détérioré - reliure défectueuse

NF Z 43-120-11

www.ingramcontent.com/pod-product-compliance
Lightning Source LLC
Chambersburg PA
CBHW050523210326
41520CB00012B/2422